Inhaltsverzeichnis

1. Einführung

Testosteron – ein Hormon, das für Männlichkeit, Energie, Muskelaufbau, Durchsetzungsvermögen, Attraktivität, Gesundheit und Erfolg steht. Es ist ein Lebenswichtiges Hormon und hat einen immensen Einfluss auf unsere Lebensqualität. Viele sehr erfolgreiche Männer haben einen überdurchschnittlich hohen Wert dieses Hormons. Damit aber noch nicht genug: Männer mit einem hohen Testosteronwert leiden nicht nur weniger häufig an den typischen Zivilisationskrankheiten sondern führen durchschnittlich noch ein weitaus glücklicheres Leben. Sie werden von Frauen als attraktiver bezeichnet und und ernten viel Ansehen von ihren männlichen Artgenossen. Man könnte schon fast behaupten, dass Männer mit einem hohen Testosteronanteil auf der Sonnenseite des Lebens stehen. Insgeheim wünscht sich fast jeder Mann einen höheren Anteil dieses Hormons.

Die Realität schaut für die meisten Männer jedoch leider ganz anderes aus:
Eine Studie aus dem Jahr 2009 zeigte, dass jeder fünfte Mann in hausärztlicher Untersuchung einen deutlich zu niedrigen Testosteronwert aufweist.

Besonders erschreckend ist dabei zu beobachten, dass auch viele junge Menschen in unserer heutigen Gesellschaft bereits an einem Testosteronmangel leiden. Sollte sich der Trend noch weiter fortsetzen, dann wird der Testosteronmangel wohlmöglich bald zu einer richtigen Volkskrankheit für Männer. Insbesondere in den letzten 100 Jahren in unserer Gesellschaft ein sehr starker Testosteronwertabfall verzeichnet worden. So war der durchschnittliche Testosteronwert in den 1950er Jahren noch deutlich höher als Heute.

Was sich auf den ersten Blick noch total schockierend und absurd anhört ist schon längst Realität geworden. Die veränderten Lebenseinflüsse in unserer heutigen Gesellschaft sind hauptsächliche dafür verantwortlich. Da wären zum einem die vielen industriell verarbeiteten Lebensmittel. Mehr Stress bei der Arbeit und weniger Schlaf sowie weniger körperliche Betätigung. Ist dir eine Gemeinsamkeit bei den ganzen Punkten aufgefallen? Ja? Du hast die meisten Einflussfaktoren nämlich selbst in der Hand. Genau genommen sind die Bedingungen für eine Optimierung des Testosteronlevels heute besser als je zuvor. Man kann sogar schon so weit gehen, dass viele Männer heute selber Schuld daran sind, wenn ihr Testosteronlevel zu niedrig ist. In diesem Buch möchte ich dir einmal ein paar Ratschläge geben wie du deinen Testosteronwert schon innerhalb von 7 Tagen um mehr als 100% steigern kannst. Das klingt für dich unglaubwürdig? Dann schaue dir einmal an wie groß die Auswirkungen von kleinen Veränderungen im Alltag schon auf den Testosteronspiegel sein können:

Eine Humanstudie von Plamen Penev aus der University of Chicago aus dem Jahr 2010 zeigte, dass einige Männer ihren Testosteronspiegel allein durch die Optimierung des Schlafs verdoppeln können. Aber das ist noch nicht alles! Besonders kleine Veränderungen in der Ernährung können einen immensen Einfluss auf die Testosteronwerte haben. So kann bei einem regelmäßigen Verzehr von Granatäpfeln der Testosteronwert um weitere 25% gesteigert werden. Auch Nahrungsergänzungsmittel können in einigen Fällen einen unglaublichen Einfluss auf unsere Testosteronwerte haben. Das Sonnenvitamin, Vitmain D, kann in einigen Fällen den Testosteronwert sogar um sage und schreibe 120% steigern. Vorausgesetzt wird hier natürlich, dass davor ein Vitmin D Mangel vorlag. Die Wahrscheinlichkeit, dass du selbst einen zu niedrigen Vitamin D Wert hast ist übrigens gar nicht so gering. In den Wintermonaten haben nämlich rund 80% der Bundesbürger einen zu niedrigen Vitamin D Wert. Genauso wie einige kleine Veränderungen eine großen positiven Einfluss auf den Testosteronwert haben können, gibt es auch Gewohnheiten die einen großen negativen Einfluss auf den Testosteronspiegel haben können. So hat sich zum Beispiel herausgestellt, dass der regelmäßige Konsum von Soja den Testosteronspiegel durchschnittlich um ganze 19% senkt. Gerade aufgrund dieser Zahlen ist es umso wichtiger, dass du dich mit der Thematik auseinandersetzt. In der Schule oder während der Ausbildung lernt man nämlich leider gar nichts oder zum Teil nur sehr wenig über dieses wichtige Thema.

Dieses Buch soll dir dabei helfen das Hormon Testosteron besser zu verstehen und dir vor allen Dingen praxisnahe Ratschläge geben, wie du noch Heute damit beginnen kannst deinen Testosteronwert aktiv zu beeinflussen.

Im ersten Teil dieses Buches werde ich explizit auf das Thema des Testosteronmangels eingehen. Wir gehen der Frage auf den Grund warum die Testosteronwerte bei Männern heute niedriger sind als noch vor 50 Jahren und arbeiten die verschiedenen Ursachen heraus die dafür verantwortlich sind. Wir werden ermitteln ob auch dein Testosteronwert zu niedrig sein könnte. Danach geht es weiter mit dem Teil 2. Hier möchte ich dir erklären wie das Hormon Testosteron in unserem Körper überhaupt hergestellt wird und an welchen Funktionen es überall beteiligt ist.

Danach kommt der, meiner Meinung nach, wichtigste und auch größte Teil dieses Buches: Die praktischen Anwendungen. Jetzt eliminieren wir zuerst alle Testosteronkiller des Alltags. Wenn das geschehen ist widmen wir uns voll und ganz den Methoden mit denen man den Testosteronspiegel nachgewiesenermaßen signifikant erhöhen kann. Dabei werde ich besonders auf die Themen Ernährung, Training, Schlaf, Nahrungsergänzungsmittel und weitere praktische Life Hacks eingehen mit denen du deinen Testosteronwert auf noch nie da gewesene Höhen bringen kannst. Du erhältst nicht nur testosteronfördernde Rezepte sondern auch einen Trainingsplan. Mit der Anwendung kannst du also schon heute beginnen. Nach einem Anwendungszeitraum von einer Woche solltest du schon die ersten Resultate erzielt haben und einen messbar höheren Testosteronwert haben. Du wirst dich spürbar besser fühlen!

2. Testosteronmangel

Die Diagnose Testosteronmangel ist für viele Männer wie ein Schlag ins Gesicht. Die betroffenen Männer fühlen sich häufig in der ihrer Männlichkeit verletzt und achten sich selbst weniger. Besonders erschreckend ist dabei wie viele Menschen in unserer heutigen Gesellschaft an einem zu niedrigen Testosteronwert leiden. Laut einer Studie aus dem Jahr 2009 hat jeder fünfte Mann in Deutschland unter 40 einen zu niedrigen Testosteronwert. Die Tendenz ist dabei sogar noch stark steigend. Dabei können die Gründe für einen zu niedrigen Testosteronwert schon schnell ausfindig gemacht werden und der Testosteronwert durch natürliche Methoden wieder in einen Normalbereich gebracht werden. Denn eins steht fest: Die Ursachen für einen zu niedrigen Testosteronwert sind in den aller meisten Fällen aufgrund von äußeren Einflüssen entstanden und nur in den seltensten Fällen genetisch bedingt. Das heißt, dass Du es selbst in der Hand hast! In diesem Kapitel zeige ich Dir wie Dur erkennen kannst ob die einen für Dein Alter zu niedrigen Testosteronwert hast und was du in diesem Fall dagegen tun kannst. Solltest Du kein zu niedrigen Testosteronwert haben kannst du die folgenden

Methoden aber trotzdem anwenden und deinen Testosteronwert noch weiter zu steigen. Denn eins steht fest: Männer mit mehr Testosteron sind glücklichere Männer!

2.1 Symptome eines Testosteronmangels

Wenn Du die ersten Anzeichen der folgenden Symptome bei Dir erkennst, dann kann das auf einen zu niedrigen Testosteronwert oder gar Testosteronmangel hinweisen. Nun gilt es zu handeln! Denn ein Mangel an Testosteron mindert die Lebensqualität rapide. In besonders schlimmen Fällen geht vor Allem das fehlende sexuelle Verlangen, sowie Erektionsstörungen mit einem Testosteronmangel einher. Für junge Menschen im Alter zwischen 20 bis 30 Jahren ist dies ein großes Problem, da in diesem Alter der Testosteronwert eigentlich am höchsten sein müsste, und gerade bei einer solchen Altersgruppe sollten verstärkt die Alarmglocken Leuten. Sollte das bei Dir auch schon der Fall sein rate ich Dir neben der Anwendung der hier beschriebenen Methoden auch einen Arztbesuch auf.

Denn ein langfristiger Mangel an Testosteron erhöht die

Gefahr an einer Herzkrankheit zu sterben massiv. Des Weiteren können Knochenschwund, Diabetes oder Gefäßerkrankungen weitere gravierende Folgen eines Mangels sein. Deshalb ist es auch so unglaublich wichtig, dass Sie sich die Ratschläge in diesem Buch zu Herzen nehmen und auch schon präventiv anwenden.

Die gleich genannten Symptome können übrigens auch zum Teil bei Frauen auftreten. Wer also denkt, dass Testosteronmangel nur für Männer ein relevantes Thema ist, der hat unrecht. Da das Hormon bei sehr vielen Körperfunktionen beteiligt ist können auch eine Vielzahl von verschiedenen Symptomen bei einem zu niedrigen Testosteronwert auftauchen. Ein Symptom allein muss aber noch lange auf keinen Testosteronmangel hinweisen, da er auch andere Ursachen die folgenden Symptome auslösen können. Sollten jedoch dennoch mehrere Symptome gleichzeitig auftreten, so so kannst Du davon ausgehen, dass etwas mit deinem Hormonhaushalt nicht in Ordnung ist. Deinen genauen Testosteronwert kannst du übrigens bei verisana.de (http://www.verisana.de/testosteronmangel) ermitteln lassen. Dort wird durch ein Laboruntersuchung deines Speichels ein genauer Testosteronwert im Labor bestimmt.

Achte auf folgende Symptome:

- Stimmungsschwankungen in Form von Reizbarkeit bzw. großer Trauer
(Depression)
- Schwächeres Erinnerungsvermögen
- Einschlafprobleme
- Antriebslosigkeit, Lustlosigkeit und Müdigkeit
- Schwächeres sexuelles Verlangen als üblic
- Schwache Erektionen
- Verringerte Muskelkraft und Schwächegefühle
- Erhöhter Bauchfettanteil
- Blutarmut
- Plötzliche Schweißanfälle
- Rückgang der Körperbehaarung
- Erhöhter Cholesterinspiegel
- Arterienverkalkung
- Knochenschwund

Besonders häufig tritt ein zu niedriger Testosteronspiegel durch Antriebslosigkeit in Kombination mit einem niedrigeren sexuellen

Verlangen auf. Das ist ein Zeichen dafür, dass ein leichter Testosteronmangel bestehen kann. Die in diesem Buch genannten Methoden können bei einer so leichten Ausprägung eines Testosteronmangels schon Abhilfe schaffen. Bei stärkeren Beschwerden muss jedoch meistens künstlich von außen Testosteron hinzugefügt werden, da der Körper nicht in der Lage ist genügend Testosteron herzustellen. Im weiteren Verlauf dieses Buches werden wir noch genauer darauf eingehen.

Alternativ können Sie ihren genauen Testosteronwert auch anhand eines Blutbildes feststellen. Sollten der Verdacht auf einen Testosteronmangel bestehen, so übernimmt auch die Krankenkasse in der Regel die Kosten für einen solchen Test.

Bei Männern spricht man dann von einem Testosteronmangel, wenn der Spiegel unter die folgenden Werte fällt:

- 20 bis 39 Jahre: 8,80 pg/ml
- ab 40 Jahre und älter: 7,2 pg/ml

Bei Frauen gilt dann ein Mangel, sobald der Spiegel unter die folgenden Werte fällt:

- Vor den Wechseljahren: 0,35 pg/ml
- Nach den Wechseljahren: 0,24 pg/ml

(pg/ml bedeutet Picogramm pro Millimeter im Blut. Nanomol steht für eine spezielle Anzahl von Teilchen)

Der Testosteronwert nimmt bei Männern über 30 übrigens in der Regel in jedem Jahr um 1% ab.
Sollte bei dir tatsächlich ein zu niedriger Testosteronwert ermittelt werden, so greifen Ärzte häufig zu einer Verschreibung von künstlichen Testosteron, dass dem Körper vom außen zugeführt werden soll. Ich persönlich rate nur in den härtesten Fällen zu dieser Methode. Denn wer künstlich Testosteron von außen zu sich führt, der spielt auch schnell mit dem Feuer. Bei zu großen Mengen schaltet der Körper die eigene Testosteronproduktion nämlich völlig ab und versucht durch eine größere Menge Östrogen dagegen anzugehen. Beim Absetzen des künstlichen Testosterons kommt es somit häufig zu einem rapiden Absturz des Testosteronwerte. Eine

Abhängigkeit gegenüber dem künstlich zugeführten Testosteron kann entstehen. Besonders viele Profi Bodybuilder leiden an diesem Phänomen. Es kann sogar noch schlimmer kommen. Durch die höheren Östrogen Werte kann es auch Gynäkomastie kommen. Dabei bildet der Körper weibliches Brustgewebe, insbesondere im Bereich der Brustwarzen aus. Wer sich abschreckende Bilder dazu anschauen will, kann den Begriff gerne einmal googeln.

2.2 Häufige Ursachen für einen zu niedrigen Testosteronspiegel

Wie bereits im vorherigen Kapitel erwähnt, haben Männer heutzutage weniger Testosteron wie Männer, die vor einigen Jahren gelebt haben. Insbesondere der veränderte Lebensstil und die äußeren Einflüsse im 21. Jahrhundert sorgen dafür, dass Männer immer weniger männlich sind.

Um dir zu verdeutlichen, wie schädlich unser heutiges Umfeld auf das den
Testosteronspiegel wirkt, möchte ich dir hier als erstes eine Ursache vorstellen mit der du wahrscheinlich nicht gerechnet hast. Es geht um Plastikflaschen. Diese enthalten nicht nur einen, sondern gleich mehrere Stoffe, die den Testosteronspiegel negativ beeinflussen.

Da gibt es zum einen die Phthalate, die für niedrigere Testosteronwerte sorgen. Außerdem beeinflussen sie die Entwicklung in der Puberät negativ. Bisphenol A hat ähnliche Auswirkungen wie das Phthalate, steigert zudem jedoch auch noch das weibliche Hormon

Östrogen. Viele weitere Stoffe die Plastikflaschen enthalten wurden noch gar nicht auf den Einfluss auf den Testosteronwert untersucht. Es wird jedoch gemutmaßt, dass noch einige weitere Faktoren den Testosteronspiegel senken können.

Eine der Hauptursachen für einen niedrigen Testosteronwert bei Jugendlichen und jungen Männern ist das Übergewicht. Dies liegt daran, dass im Fettgewebe ein Enzym sitzt, dass das Testosteron in Östrogene umwandelt. Wodurch nicht nur der Testosteronspiegel sinkt, sondern auch gleichzeitig der Östrogenspiegel steigt. Eine fatale Kombination.

Auch Stress und das damit ausgeschüttete Stresshormon Cortisol können sich stark negativ auf den Testosteronspiegel auswirken. Auch hier wird laut neusten Studien leider wieder deutlich, dass die Stresslevel bei den meisten Menschen in den letzten Jahren immer weiter ansteigen. Das Berufsleben fordert seinen Tribut und Menschen erleiden vermehrt psychische Erkrankungen wie Burn Out. In einer immer mehr globalisierten und vernetzten Welt in der man immer und überall erreichbar sein muss wird es natürlich immer schwieriger dem Alltagsstress aus dem Wege zu gehen. Im dritten Teil dieses Buches werden wir Dir aber dennoch ein paar nützliche Life Hacks nennen mit denen Du dein Stresslevel signifikant reduzieren kannst.

Auch der Schlaf spielt eine wichtige Rolle bei der Produktion von Testosteron. Viele berufstätige Menschen schlafen aber gerade unter der Woche viel zu wenig und haben dabei noch eine schlechte Schlafqualität. Wie Du das meiste aus deinen Schlaf herausholen kannst und Du dem Körper so die Chance gibst mehr Testosteron produzieren zu können.

Das ständige Sitzen im Büro oder die sportliche Untätigkeit sind ebenfalls Gründe dafür, dass wir einen niedrigeren Testosteronwert haben als Menschen vor 100 Jahren. Durch etwas gezielte Bewegung am Tag, kannst du deinen Testosteronwert aber schon signifikant steigern. Dabei reichen bereits sieben Minuten aus um einen deutlichen Effekt zu erzielen. Was du genau tun kannst und welcher Sport am effektivsten zur Steigerung des Testosteronwerts ist erfährst du ebenfalls im Teil drei des Buches.

Ein weiterer Punkt, der einen sehr großen Einfluss auf unseren Testosteronspiegel hat, ist die Ernährung. Der braucht z.B. bestimme Mineralien aus Lebensmitteln um Testosteron überhaupt herstellen zu können. Auf der anderen Seite gibt es auch Lebensmittel, die dafür sorgen können, dass dein Testosteronspiegel sinkt. Welche Lebensmittel für die Steigerung und für die Senkung des Testosteronspiegels verantwortlich sind welche Ernährungsweise optimal für dich erst erfährst du in Teil 3.

Du siehst das, die oben genannten Faktoren alles Dinge sind, die du selbst beeinflussen kannst. Du bist kein Opfer deiner Umstände, sondern kannst selbst das handelnde Heft in die Hand nehmen. Werde dir bewusst, dass du allein für deine jetzige Situation verantwortlich bist und nur du allein dich da wieder rauskämpfen kannst.

3. Wirkungsweise und Funktion von Testosteron im Körper

In diesem Kapitel beschäftigen wir uns näher mit der Beschaffenheit von Testosteron und dem ganzen biochemischen Herstellungsprozess der dahintersteht. Testosteron ist wie bereits erwähnt ein Sexualhormon, dass sowohl bei Männern, als auch bei Frauen vorkommt. Männer haben jedoch von Natur aus weit mehr Testosteron im Blut. So ist der Testosteronwert einer erwachsenen Frau beispielsweise vergleichbar mit dem eines 6-jährigen Schuljungen. Bei Männern wird der Großteil von Testosteron in den Hoden produziert.

Ein kleiner Anteil wird auch in der Leber bzw. Nebenniere hergestellt. Bei Frauen findet die Hauptproduktion in den Eierstöcken statt. Eine kleine Menge wird in den Nebennieren produziert. Testosteron hat viele verschiedene Auswirkungen auf unterschiedliche Organe und Funktionen. So hat es einen großen Einfluss auf die Spermaproduktion und dessen Qualität. Männer mit einem hohen Testosteronspiegel sind daher auch deutlich fruchtbarer als Männer mit einem niedrigen Testosteronspiegel.

Des Weiteren ist zum Großteil für den Muskelaufbau und dem Muskelanteil im Körper verantwortlich. Das ist ein Grund warum so viele Profi Bodybuilder zu dem künstlichen Hormon greifen.

Es regt zudem das Wachstum von Barthaaren und genereller Körperbehaarung an. Des Weiteren stärkt ein hoher Testosteronspiegel die Knorpel- und Knochenbildung. Des Weiteren wird der sexuelle Antrieb gefördert wodurch auch häufig eine gesteigerte Lebenslust einhergeht. Durch die Wirkung vom Testosteron kommt es zu einer Vermehrung der roten Blutkörperchen, durch die Stimulation der Freisetzung von Wachstumsfaktoren in der Niere und der Aktivierung des Knochenmarks.

4. Wie du deinen Testosteronspiegel bereits nach 7 Tagen signifikant steigern kannst

Nachdem wir uns nun genug mit der Theorie zum Thema Testosteron beschäftigt haben kommt es nun endlich zum Praxisteil. Dabei beginnen wir im ersten Abschnitt damit, welche Testosteron Killer du im Alltag unbedingt vermeiden solltest, da sie sie sich negativ auf die Testosteronproduktion auswirken. Im zweiten Abschnitt wird es darum gehen, wie du mithilfe der richtigen Ernährung, dem richtigen Sport und dem optimalen Schlaf eine natürliche und signifikante Steigerung des Hormons erzielen kannst.

4.1 Vermeide diese Testosteron Killer des Alltags

Ich möchte dir eine kurze Liste aufzeigen, an der du sehen kannst, wie viele Dinge die in unserem heutigen Alltag als selbstverständlich gelten den Testosteronwert negativ beeinflussen:

- Fastfood
- Transfette
- Alkohol
- Rauchen

- Süßgetränke
- Snacks
- Soja
- Plastik
- Stress

<u>Fastfood</u>

Beim Fastfood werden häufig Lebensmittel mit einer geminderten Qualität verarbeitet und somit dem Körper eher schaden können und gleichzeitig ein Problem für die Verdauung darstellen. Zudem sind häufig Unmengen an Zucker und Salz mit verarbeitet, die für Wassereinlagerungen sorgen und damit den Blutdruck erhöhen, was sich wiederum negativ auf den Testosteronwert auswirkt. Fastfood wird meistens mit Trans-Fetten frittiert/serviert, da dies für die Unternehmen kostengünstiger ist. Trans-Fette können nicht wie andere Fette einfach vom Körper abgebaut werden und heften sich an die inneren Organe an.

Pommes zum Beispiel werden oftmals mit Trans-Fetten frittiert und sind nicht nur eine Kalorienbombe, sondern beinhalten auch noch eine Menge Salz. Trans-Fette wirken sich auch sehr negativ auf die Spermienqualität aus und mindern langfristig den Testosteronanteil. Des Weiteren steigt durch die regelmäßige Einnahme von Trans-Fetten auch das Risiko an einer Herz-Kreislauf-Erkrankung zu sterben.

In aktuellen Forschungsprojekten wird sogar untersucht, ob Trans-Fette Auslöser für Krebs sein können. Wenn du also das nächste Mal einen Fastfood Laden besuchen solltest, dann solltest du dir diese Information in Erinnerung rufen und doppelt und dreifach überlegen, ob der kurzfristige Genuss die möglichen Langzeitschäden wert ist.

Alkohol

In vielen Ernährung- und Fitnessratgebern liest man, dass Alkohol gesundheitsschädlich sei. Das hat seine absolute Berechtigung: für Personen, die selten Alkohol konsumieren reichen häufig schon ein paar Flaschen Bier aus um am nächsten Tag einen Kater zu haben. Wenn wir Alkohol konsumieren, dann ist unser Körper damit beschäftigt den Alkohol wieder abzubauen, da dieser toxisch wirkt. Jedoch hat die Leber auch die

Aufgabe, überschüssiges Östrogen abzubauen.

Wenn die Leber also mit Alkohol beschäftigt ist, wird Östrogen angereichert und der Testosteronwert sinkt. Genau wie beim Stress, löst Alkoholkonsum die Ausschüttung von Cortisol aus und auch das führt dazu, dass der Testosteronspiegel sinkt. Bei hohem Konsum von Alkohol kann es sogar sein, dass der Körper nur noch vermindert Cytochrom P450 herstellt, welches sehr wichtig ist für die Produktion von Testosteron.

Du solltest auch auf Cocktails verzichten, da diese eine Mischung aus Zucker und Alkohol enthalten und somit gemeinsam noch mehr den Testosteronwert senken. Einzige Ausnahme beim Trinken von alkoholischen Getränken ist der Rotwein. Ein bis zwei Gläser pro Tag sind nicht schädlich, je nachdem wie viel du vertragen kannst. In dem Rotwein ist ein Stoff enthalten der Restveratrol heißt. Dieser ist ein Antioxidans, welches den Wein wieder gesünder macht.

Soja

Einer der gefährlichsten Testosteronkiller erwartet viele Leute besonders häufig in vielen verschiedenen Lebensmitteln: Soja! Ein Bestandteil von Soja ist das sogenannte Isoflavon, das dafür bekannt ist als pflanzliches r im Körper zu wirken. Es hat nämlich die selbe Struktur wie das weibliche Östrogen. Man geht somit auch aus, dass es einen ähnlichen Effekt auf unseren Körper hat. Wenn du also das nächstes mal in das China Restaurant gehst, dann bestelle dein Gericht ohne Sojabohnen. Auf Tofu und andere Fleischersatzprodukte bei dem Soja zum Einsatz kommt solltest du auch ab sofort verzichte.

Süßgetrank

In vielen Süßgetränken ist industriell hergestellter Zucker enthalten. Dieser hat insbesondere in größeren Mengen einen negativen Einfluss auf die Gesundheit. Auch in „Light“ Getränken sind einige Stoffe enthalten, wie der Süßstoff „Aspartam“ der ebenfalls den Testosteronwert senken kann. Ich würde dir raten, den Konsum von Süßgetränken auf maximal 3 Liter pro Woche zu reduzieren und auf Wasser oder grünen Tee zurückzugreifen.

Snacks

Wenn wir einen Film mit Freunden anschauen oder einfach nur den Abend ausklingen lassen wollen, dann verzichten wir meistens auf kulinarische Finesse und greifen auf kleine Snacks zurück. Es ist viel einfacher eine Chipstüte zu öffnen, statt 20 Minuten vor dem Herd zu stehen. Doch wie bereits erläutert enthalten viele Snacks Zucker oder raffinierten Zucker. Diese wirken schädlich bei der Testosteronproduktion. Es wäre daher ratsamer, wenn Sie das nächste Mal auf eine gesündere Variante umsteigen würden, in Form von gesunden Früchten und Nüssen. Diese enthalten gute Fette wie Omega-3-Fettsäuren, die dem Herz-Kreislauf helfen und Ihr Testosteron erhöhen.

Plastik

Das sich Plastikflaschen äußerst negativ auf den Testosteronspiegel auswirken können habe ich bereits schon im Kapitel 2 des Buches erwähnt. Was für Getränke in Plastikflaschen gilt, gilt selbstverständlich auch für Lebensmittel welche in Plastikverpackungen verpackt sind. Achte darauf, dass so wenig Plastik wie möglich mit dem Nahrungsmitteln oder Flüssigkeiten in Kontakt kommt die du später zu dir nehmen möchtest.

4.2 Die richtige Ernährung

Die richtige Ernährung spielt eine wesentliche Rolle der Herstellung des Sexualhormons. Im vorherigen Abschnitt haben wir noch besprochen, welche Lebensmittel du unbedingt vermeiden solltest. Nun schauen wir uns explizit die Lebensmittel an, die deine Testosteronproduktion massiv ankurbeln können. Am Ende des Kapitels gebe ich dir noch einige Rezepte mit an die Hand, mit deren Hilfe du bereits nach Beendung des Buches direkt mit dem Kochen beginnen können.

Hier ist eine kleine Auflistung von Lebensmitteln, die sich besonders positiv auf den Testosteronspiegel auswirken und aufgrund von ihren Inhaltsstoffen teilweise auch essentiell für die Testosteronproduktion sind:

- Kürbiskerne
- Eier
- Spinat
- Kokosöl
- Knoblauch
- Avocados

- Paranüsse
- Weintrauben
- Ginseng
- Granatapfel
- Haferflocken
- Sonnenblumenkerne
- Haselnüsse
- Olivenöl
- Lachs
- Brokkoli
- Blumenkohl
- Weißkohl
- Kartoffel

Kürbiskerne

Kürbiskerne enthalten viel Magnesium und Zink. Das sind die wohl zwei wichtigsten Mineralien zur Herstellung von Testosteron. Sollte es bereits an einen der beiden Mineralien mangeln, hat dies einen signifikanten Einlfuss auf den Testosteronwert. Zudem haben Sie einen positiven Effekt auf die Blasenfunktion und entgiften den Körper.

Eier

Eier enthalten viel Vitamin D, das ein sehr wichtiger Faktor bei der Testosteronherstellung ist. Des weiteren sind Eier auch reich an Calcium, gesunden Fetten und Proteinen. Durch diese natürliche Mischung sind Eier ideal für das Vorhaben den Testosteronwert auf natürliche Art zu steigern. Falls du einen erhöhten Cholesterinspiegel aufweisen kannst, dann wäre es ratsam, das du nicht mehr als drei Eier pro Tag verzehrst.

Spinat

Popeye – wer kennt ihn nicht? Er hatte sehr kräftige Arme und bekam seine Kraft vor allem durch – na, weißt du´s? - Genau! Durch Spinat! Nur weil es eine Zeichentrickserie ist, heißt es nicht, dass das mit dem Spinat nicht stimmen muss. Ganz im Gegenteil. Spinat enthält sehr viel Magnesium, was sehr wichtig für die Muskelfunktion ist. Auch bei der Fortpflanzungsfähigkeit spielt das Magnesium eine sehr wichtige Rolle. Zudem hilft Magnesium auch dabei, Muskel- und Nervensignale weiterzuleiten und natürlich den Testosteronspiegel zu erhöhen.

Kokosöl

Lange Zeit galten gesättigte Fettsäuren als sehr schlecht und als Hauptursache für die Fettleibigkeit von Menschen. Laut den neuesten Erkenntnissen jedoch, ist die Sorge nicht nur unbegründet, sondern gänzlich fehl am Platz. Vielmehr konnten neue Studien nämlich beweisen, dass gesättigte Fettsäuren den Blutdruck senken und als natürlicher Gegenspieler zu den ungesättigten Fettsäuren agieren MUSS!

Zudem fördern sie die Produktion von Testosteron, reduzieren innere Entzündungen und beschleunigen die Fettverbrennung. Du musst lediglich auf eine richtige Balance aus gesättigten und ungesättigten Fettsäuren achten und genau hier kommt das Kokosöl ins Spiel. Es ist gar nicht so leicht, „gesunde" gesättigte Fettsäuren zu finden, die nicht industriell verarbeitet wurden.

Greife daher auf „Natives Kokosöl" zurück. Nativ bedeutet unverändert bzw. eine natürliche Ressource als Ursprung. Natives Kokosöl ist daher nichts anderes als die reinste Form von Öl. Bereits ein Teelöffel natives Kokosöl vor dem Schlafengehen reicht aus, um die Testosteronproduktion anzukurbeln. Alternativ kann ich die auch empfehlen einen Löffel Kokosöl morgens mit schwarzen Kaffee einzunehmen. Das schmeckt nicht nur gut, sondern regt gleichzeitig die Fettverbrennung an und und macht wach!

Knoblauch

Der Knoblauch enthält einen Stoff, der ein Hormon anregt, das die Testosteronproduktion noch zusätzlich erhöhen kann. Zudem ist wissenschaftlich bewiesen worden, dass Zwiebeln und Knoblauch antibakteriell und antiviral wirken. Knoblauch hat außerdem die Fähigkeit die Stickstoffmonoxidwerte um bis zu 200% zu erhöhen. Stickstoffmonoxid ist auch für die Verteilung von Nährstoffen im Muskelgewebe verantwortlich und wirkt bei höherer Konzentration leistungssteigernd. Dadurch kann man also gleich doppelt profitieren.

Avocados

Genau wie beim Kokosöl, enthalten auch Avocados ein sehr gutes Verhältnis an gesättigten (17%) und ungesättigten (71%) Fettsäuren. Diese knappe 1:4 Verteilung ist eine ideale Kombination, um nicht nur Testosteron zu fördern, sondern auch viele weitere Hormone und Vitamine zu stärken. Außerdem enthalten Avocados selbst eine Menge Vitamine und Mineralien, die ebenfalls essentiell für die Testosteronproduktion sind.

Paranüsse

Paranüsse enthalten neben viel Zink und Magnesium, die wie bereits erwähnt beide sehr wichtig für die Produktion von Testosteron sind, noch das Spurenelement Selen. Selen ist eines der Spurenelemente, an denen es bei vielen Menschen mangelt. Durch eine bewusste Ernährung kann diese Mangelerscheinung jedoch schnell überwinden werden. Paranüsse enthalten viel Selen und weisen eine ideale Verteilung von gesättigten und ungesättigten Fettsäuren auf. Schon wenige Paranüsse reichen aus um den gesamten Tagesbedarf an Selen abzudecken.

Aber Achtung: Paranüsse sind dafür bekannt radioaktiv zu sein. Das ist kein Scherz, das Bundesamt für Strahlenschutz empfiehlt nicht mehr als 2 Paranüsse pro Tag zu verzehren. Diese Empfehlung geben wir dir so weiter! Iss also niemals zu viel von den leckeren Nüssen.

Weintrauben

Weintrauben enthaltenen einen speziellen Stoff, der die Umwandlung von Testosteron in Östrogen hemmt. Dadurch helfen Weintrauben dabei, die Testosteronwerte hochzuhalten. Zudem sind Sie reich mit vielen Vitaminen und Mineralien.

Ginseng

Ginseng ist ein eine chinesische Heilkraut. Es wird des Öfteren in der chinesischen Medizin eingesetzt, um die Potenz zu steigern. Mittlerweile kann man Ginseng nachweisen, dass es die Testosteronwerte anregt und steigert. Ginseng enthält den Inhaltsstoff Gensinoside. Dieser fördert die Stickstoffmonoxidsynthese in den Zellen. Eine erhöhte Stickstoffmonoxidsynthese bedeutet eine bessere Durchblutung und mehr Sauerstoff im Blut. Des Weiteren kann Ginseng auch die Aufmerksamkeit erhöhen und beschwert vielen Nutzern ein angenehmes Gefühl.

Granatapfel

Ähnlich wie Weintrauben enthalten auch Granatäpfel einen Stoff, der die Umwandlung von Testosteron in Östrogen hemmt. Zudem konnte nachgewiesen werden, dass ein regelmäßiger Verzehr von Granatäpfeln zu einer 25 prozentigen Steigerung des Testosteronwertes führen kann. Zudem enthalten Granatäpfel viele Antioxidantien und fördern die Regeneration. Des Weiteren sollen Granatäpfel auch eine positiven Effekt auf Herz haben.

Haferflocken

Haferflocken sind ein absolutes Muss in eine gesunde und ausgewogenen Ernährung und stellen eine super Kohlenhydrat Quelle da. Sie enthalten neben den wichtigen Mineralien wie Zink und Magnesium noch eine Reihe weiterer wichtiger Inhaltsstoffe wie

Ballaststoffe, Eisen Vitamin B. Haferflocken unterstützen die Verdauung und regen den Stoffwechsel an. Ich empfehle dir Haferflocken fürs Frühstück. Besonders gut eignen sie sich für die Zubereitung von Porridge. Einfach morgens eine Tasse voller Haferflocken mit gefrorenen Beeren und heißem Wasser aufbereiten und genießen. Die langkettigen Kohlenhydrate halten zudem besonders lange satt.

Brokkoli

Auch Brokkoli enthält einen Stoff, der die Östrogenwerte niedrig hält. Zudem hat es auf 100g nur 30 Kalorien. So ist das ein guter und gesunder Sattmacher. Es ist einer der stärksten und mikrostoffreichsten Gemüsearten.

Jetzt wo ich dir die besten Lebensmittel für eine natürliche Steigerung des Testosteronspiegels genannt habe möchte ich dir ein paar Rezepte nennen, die du direkt nachkochen kannst und in denen du die besten Lebensmittel zur Testosteronsteigerung alle drin verarbeiten kannst.

Da mir die Praxisnähe dieses Buches besonders wichtig ist habe ich dir direkt ein Rezept fürs Frühstück, Mittagessen und Abendessen vorgegeben. Alles was du nun noch tun musst ist es nach zu kochen.
So könnte ein Rezept für das Frühstück ausschauen:

Spinat-Omelett

Dauer: 20 Minuten

Portionen: Für eine Person

Nährwerte für 1 Portion	
Kalorien	630 kcal
Eiweiß	35 g
Kohlenhydrate	7 g
Fett	49 g

Zutaten:

- 2 Eier
- ½ Zucchini
- 100 g Spinat

- 25g Edamer
- 2 EL Milch
- ½ Petersilie, gehackt
- 1 EL Öl
- Salz und Pfeffer

So wird es gemacht:

1. Eier, Spinat, Milch, Petersilie, Salz und Pfeffer miteinander verquirlen.
2. Wasche die Zucchini, entfernen die jeweiligen Enden und schneide es in feine Streifen.
3. Öl in einer Pfanne erhitzen und die Zucchini Streifen hinzugeben und solange braten, bis sie goldbraun werden.
4. Nun die Eier-Mischung dazugeben, mit Käse bestreuen und stocken lassen. Das Omelett mehrmals wenden.

So könnte ein Rezept für das Mittagessen ausschauen:

Lachs-Spinat

Dauer: 15 Minuten

Portionen: Für eine Person

Zutaten:

- ¼ Bio-Limette
- 1 Msp. Ingwer
- ¼ Orange, Saft
- Salz und Pfeffer
- 20 g Spinat
- ½ Paprika
- 160 g Lachsfilet
- 10 g Mehl
- ½ TL Olivenöl
- ¼ Schalotte

So wird es gemacht:

1. Limette waschen, trocknen und Schale fein reiben und anschließend den Saft auspressen. Ingwer schälen und fein reiben. Schalotte schälen und würfeln.
2. Orangensaft, Limettensaft, Schalotte, Ingwer und die

Schale in eine Schüssel geben und gut verrühren. Mit Salz und Pfeffer abschmecken. Spinat waschen und trocknen. Paprika vierteln und waschen.

3. Das Lachsfilet waschen, trocknen und mit Salz und Pfeffer würzen. Geben Sie anschließend auf einen Teller etwas Mehl und wenden darin das Lachsfilet.
4. Öl in einer Pfanne erhitzen. Das Lachsfilet bei mittlerer Hitze je Seite für 2 Minuten anbraten.
5. Mische den Spinat, die Paprika und das Dressing und serviere es mit dem Lachsfilet.

Nähwerte für 1 Portion	
Kalorien	400 kcal
Eiweiß	34 g
Kohlenhydrate	10 g
Fett	25 g

So könnte ein Rezept für das Abendessen ausschauen:

Steak mit Frischkäse

Dauer: 20 Minuten

Portionen: Für eine Person

Zutaten:

- ½ Paprikaschote, rot
- ½ Paprikaschote, gelb
- 1 Handvoll Feldsalat
- 60 g Frischkäse
- 60 g Fetakäse
- 1 EL Olivenöl
- Salz und Pfeffer
- 200 g Steak

So wird es gemacht:

1. Gemüse waschen und Paprika in kleine Stücke schneiden.
2. In einer Pfanne das Steak für 5 Minuten braten und mit Salz würzen.
3. In einer Schale Frischkäse, Salz, Olivenöl und Fetakäse vermischen. Feldsalat untermischen.

4. Auf einem Teller Steak und Gemüse-Mix geben.

Nähwerte für 1 Portion	
Kalorien	500 kcal
Eiweiß	35 g
Kohlenhydrate	10 g
Fett	30 g

Für einen ausgewachsenen Mann können die Portionen kalorisch gesehen schon etwas zu klein sein. Hier hast du die Option die Zutatenmenge einfach zu erhöhen oder auf kleine gesunde Snacks zurückzugreifen.

Besonders gute Snacks stellen Nüsse, Haferflocken oder Avocados dar. Auch hier und da einmal eine Banane oder gar ein keines Stück dunkle Schokolade mit einem hohen Kakao Anteil sind in Ordnung. Achte aber bitte darauf, dass du nicht zu viel isst, da du sonst auch an Fett zumimmst. Am besten rechnest du dein Kalorienbedarf mit der App MyFitnessPal aus und versuchst die Menge an zugeführten Kalorien ganz leicht unter dem Gesamtumsatz zu halten.

4.3 Sport – Der richtige Sport für maximale Testosteronwerte

Kraftsport ist ideal, um die Testosteronproduktion zu erhöhen. Das haben bereits viele Studien nachweisen können. Kraftsport sorgt neben der Verbesserung der Gesundheit auch dafür, dass die Testosteronwerte um bis zu 40% steigen können. Doch leider mangelt es den meisten Leuten an Motivation, um überhaupt mit dem Fitnesssport zu beginnen.

Viele sind auch einfach planlos und wissen nicht genau, wie Sie überhaupt trainieren sollen und wofür Das alles gut sein soll. Ich möchte dir daher erst einige Vorteile des Kraftsports auflisten und dir dann einen Plan an die Hand geben, mit dem du noch heute damit beginnen kannst, die Hanteln im Studio zu schwingen. Sollte das Training im Fitnessstudio dennoch nichts für dich sein, habe ich später noch eine effiziente Alternative für dich, die fast genauso gut ist. Der Kraftsport im Fitnessstudio bietet aber zahlreiche Vorteile auf die ich jetzt einmal genauer eingehen möchte.

Flexibilität

In vielen Sportarten gibt es verpflichtende Uhrzeiten, an denen man erscheinen muss. Beispielsweise ist bereits von vorneherein bestimmt, um wie viel Uhr trainiert werden muss. Um wie viel Uhr man gegen einen Gegner antritt oder an Aktivitäten dabei sein muss.

Da du beim Fitnesstraining eher Solist bist, kannst du meistens selbst entscheiden, um welche Uhrzeit du ins Studio gehen möchtest, ohne dabei darauf Rücksicht zu nehmen, ob es mit Familie, Freunde oder Sport eskalieren könnte. Du kannst deinen Tag daher frei aufteilen.

Kraft

Ein anderer Begriff fürs Fitnesstraining lautet unter anderem auch „Kraftsport“. Du trainierst hierbei nicht nur deine Muskeln, sondern auch deine Kraft. Das kann vor allem in Berufen, wo physische Arbeit verrichtet werden muss, von Vorteil sein. Aber auch bei klassischen Bürojobs macht Krafttraining durchaus Sinn. Durch da viele Sitzen haben viele Büroarbeiter häufig eine besonders schwache Rückenmuskulatur wodurch es besonders häufig zu Bandscheibenvorfällen oder anderen Rückenverletzungen kommt. Durch gezieltes und richtig ausgeführtes Krafttraining kann die Gefahr an einem solchen Bandscheibenvorfall zu erleiden deutlich vermindert werden. Zudem erhöht sich deine körperliche Ausdauer und dein Herz Kreislaufsystem wird gestärkt. Es ist außerdem sehr motivierend zu sehen, wie die eigene Körperkraft von Training zu Training ansteigt. Das gibt zusätzliches Selbstbewusstsein.

Fettverbrennung

Das ständige Joggen verbrennt viele Kalorien, das wissen wir alle. Doch die wenigsten wissen, das man langfristig durchs Krafttraining deutlich mehr Fett verbrennen kann. Zwar ist die Fettverbrennung beim Krafttraining selbst nicht ganz so hoch wie beim Ausdauersport. Doch wer nur ganz allein an die Fettverbrennung während des Sports denkt, der denkt häufig viel zu kurzfristig. Durch Krafttraining kann gezielt zusätzliche Muskelmasse aufgebaut werden.

Allein der erhalt von Muskelmasse braucht ständig Energie. Eine Person mit mehr Muskeln hat somit einen deutlich höheren Kalorienbedarf wie eine Person mit weniger Muskeln. Durch die Erhöhung der Muskelmasse und einer damit einhergehenden Erhöhung des kalorischen Grundumsatzes ist es also umso einfacher den Körperfettanteil niedrig zu halten. Das wirkt sich natürlich auch wieder positiv auf den Testosterongehalt aus, denn ein niedriger Körperfettanteil geht mit einem niedrigeren Östrogenlevel einher. Dem Körper steht somit mehr freies Testosteron zur Verfügung.

Gesundheit

Ärzte empfehlen, dass wir uns am besten für 45 Minuten am Tag sportlich betätigen sollten. Sport und Bewegung sind wichtige Eckpfeiler der Gesundheit. Dies ist beim Fitness und Kraftsport gegeben. Doch das Fitnesstraining bietet mehr als nur das. Durch die richtige Ausführung der Übungen und einem gesunden Muskelwachstum beugst du Rücken-, Nacken- und Knieschmerzen vor.

Auch Gelenke und Bänder werden dadurch gestärkt und trainiert. Daher kannst du dir sicher sein, dass du selbst noch im hohen Alter durch dass Fitnesstraining profitieren wirst. Vor allem wenn du im Büro arbeitest und eine etwas schwächere Rückenmuskulatur hast, kann ein zusätzliches Training sehr hilfreich sein.

Mentale Stärke

Zu den bekanntesten mentalen Stärken gehören unter Anderem Disziplin, Ausdauer, Wille, Erfolgshunger und Durchsetzungsvermögen. All diese Attribute werden durch das intensive und regelmäßige Training positiv beeinflusst. Das Gute an diesem Aspekt ist, dass du diese Attribute in vielen anderen Lebenslagen gebrauchen können.

Dadurch, dass du weißt, dass du bereits in einem Bereich eine eiserne Disziplin aufbauen konntest, bestärkt dich das Gefühl, es auch in allen anderen Bereichen gleichtun zu können. Das stärkt nicht nur zusätzlich dein Selbstvertrauen sondern kann auch dafür sorge, dass du dich an neue Herausforderungen wagst an denen du dich sonst gar nicht ran getraut hättest. Es gibt viele grandiose Erfolgsgeschichten, die im Fitnessstudio begonnen haben.

Durch deine neue Physis, die den meisten, ja gar nahezu allen Trainierenden gefällt, steigt auch das Körperbewusstsein und damit auch das Selbstbewusstsein.

Aussehen

Wie bereits erwähnt, verändert sich auch das optische Erscheinungsbild. Viele Frauen träumen von einem knackigen Hintern, einem straffen Bauch. Männer hätten gerne breite Arme und Schultern. All dies muss keine Wunschvorstellung bleiben und kann mithilfe des Fitnesstrainings realisiert werden.

Du darfst dich dabei aber nicht von irgendwelchen Hochglanzmagazinen irritieren lassen. Diese suggerieren, dass es ganz einfach sei, wie ein Top Model auszusehen, doch erwähnen dabei nicht, dass diese Menschen für ihren Job leben und nichts Anderes machen, als auf ihren Körper zu achten. Dieses Privileg haben nur die wenigsten von uns. Daher solltest du dir auch nie irgendein Cover Model als Vorbild nehmen.

Fitnesstraining nimmt einen großen Einfluss auf unser Äußeres und verlangsamt unter anderem auch den Alterungsprozess. Um diesen Anti-Aging Effekt zu erzielen reicht es bereits aus, wenn du zwei Mal die Woche das Fitnessstudio besuchst und effektiv trainierst. Wie ein solches effektive Training in der Praxis genau aussehen kann werde ich dir in diesem Buch noch zeigen. Du wirst einen speziellen Trainingsplan von mir erhalten.

Alltag

Auch in deinem Alltag wird sich einiges verändern. Wenn du bislang Schwierigkeiten hattest, Haus- oder Gartenarbeiten nachzugehen, dann wird dir das in Zukunft wahrscheinlich nicht mehr so schwerfallen. Ob du nun Ausdauer beweisen musst, indem du längere Zeit eine Reparatur im Keller durchführen musst oder eben mal die Wasserkästen webbringen musst, mit dem Kraftsport wird es im Vergleich zu vorher eine Leichtigkeit für dich.

Trainingsplan

Ich möchte dir einen Ganzkörperplan vorstellen, den ich selbst mit Erfolg benutzt habe und kann dir daher sagen, dass er auch wirklich funktioniert. Besonders für den Einstieg ist dieser Plan ideal. Du kannst diesen direkt kopieren solltest aber darauf achten, dass du genügend Pause zwischen den Trainingseinheiten einlegst, damit du deinem Körper genug Zeit zur Regeneration bietest. Denn sonst kannst du auch schnell ins sogenannte Übertraining kommen. Ein Zustand in dem mehr Cortisol ausgeschüttet wird und der Testosterongehalt somit sogar gesenkt werden kann. Aus diesem Grund empfehle ich dir am Anfang nach einem Trainingstag mindestens zwei Tage pause. Wenn du etwas fortgeschrittener bist reicht sogar ein Tag Pause zwischen den Trainingstagen. Der Plan sieht wie folgt aus:

Brustpresse	3 Sätze je 8 Wdh.
Latzug	3 Sätze je 10 Wdh.
Rudern an Maschine	3 Sätze je 8 Wdh.

Schulterpresse	3 Sätze je 10 Wdh.
Bizepsmaschine	3 Sätze je 12 Wdh.
Trizepsmaschine	3 Sätze je 12 Wdh.
Beinpresse	3 Sätze je 10 Wdh.
Bauchmaschine	3 Sätze je 10 Wdh.

Wenn du die drei Sätze mit den jeweiligen zu der Übung gehörenden Wiederholung problemlos schaffst, dann sind die Gewichte eindeutig zu niedrig für dich. Daher musst du die Gewichte erhöhen, schließlich kann nur dann der nötige Wachstumsreiz in der Muskulatur gesetzt werden!

Wenn du also eine Übung problemlos schaffst, dann ist das zwar schön und gut, zum Muskelaufbau bringt dich das allerdings nicht weiter! Merke dir also stets: Du wirst immer gegen die Gewichte verlieren müssen! Nur so wirst du stärker! Daher stelle dir die Gewichte so ein, dass du die drei Sätze mit den Wiederholungen gerade so schaffen kannst. Falls du es schaffst, dann erhöhe das Gewicht. Achte dabei aber immer auf die Ausführung, dazu aber gleich noch mehr.

Die richtige Ausführung ist sehr wichtig und sollte in gar keinem Fall vernachlässigt werden, denn auch wenn du dich richtig aufgewärmt hast, kann es dennoch vorkommen, dass du dich während einer Übung verletzen kannst. Für die richtige Ausführung kannst du dir bei Youtube Videos anschauen, um dir das ganze auch einmal bildlich vorzustellen. Gebe einfach die Übung in die YouTube Suchleiste an und schaue dir die Videos von den renommierten Fitness YouTubern an. Alternativ kannst du auch mit dem Plan zu einem Trainer in deinem Fitnessstudio gehen und ihn höflich darum bitten, dass er dir die jeweiligen Übungen einmal genau zeigt.

Falls dich das Krafttraining dennoch nicht überzeugen sollte, und du dich vielmehr zu dem Ausdauersport hingezogen fühlst, dann habe ich auch für dich einen ganz guten Plan: das **HIIT**-System.

Hit steht für **H**igh **I**ntensity **I**ntervall **T**raining. Beim **HIIT** wechselt man zwischen Phasen, in denen man schnell stark sprintet, gefolgt von einer gemäßigten Phase des Joggens. In dieser Phase schraubst du die Intensität

also runter um dich auf den nächsten Intervall vorzubereiten in dem du wieder in dem du dann wieder mit Vollgas los sprinten kannst.
Diese Phasen wechseln sich ständig ab. Da dies sehr anspruchsvoll ist, sollte das HIT Training auch nie länger als 30 Minuten dauern.

Dem HIIT-System wird nachgesagt, einen doppelt so wirksamen Effekt wie herkömmliches Ausdauertraining bei der Fettverbrennung zu erzielen. Dies liegt an dem sogenannten Nachbrenneffekt. Das heißt, dass der Körper auch noch nach dem Training effizient Fett verbrennt, da der Körper durch eine ständige Erhöhung und Senkung des Pulses verwirrt wird.
Doch nicht nur das. Der Blutspiegel des Wachstumshormons HGH und **Testosteron** werden gefördert. Bevor ich dir Ausübungsmöglichkeiten des HIITs zeige, möchte ich dir die zahlreichen weiteren Vorteile nicht vorenthalten:

- Erhöht den Testosteronwert
- Fördert das Wachstumshormon HGH
- Steigert die Libido
- Fettverbrennung wird angekurbelt

- Fettverbrennung wird noch lange nach dem Training aufrecht erhalten
- Durch bessere Durchblutung, bessere Möglichkeit Muskeln aufzubauen
- Steigert die Körperkraft
- Fördert die Ausdauer
- Normalisiert den Blutzuckerspiegel
- Steigert die Schlafqualität

Und das sind beileibe nicht alle Vorteile! Selbst wenn du später schon einen sehr hohen Testosteronwert vorzuweisen hast, solltest du das HIIT System nicht mehr vernachlässigen. Ich möchte dir drei Möglichkeiten des HIITs vorstellen.

HIIT auf dem Laufband

Zunächst beginne damit dich für 10 Minuten mit einem moderatem Tempo warmzulaufen. Das Tempo sollte so gewählt sein, dass du ohne Probleme ein Gespräch mit deinem Nebenmann anfangen kannst. Dann beginnst du für vier Minuten sehr schnell zu laufen (Belastungsphase). Wähle dir ein Tempo aus, mit dem du dir sicher bist, dass es dich fordert, aber das du auch für vier Minuten aushalten kannst.

Nach Beendung der Belastungsphase folgt die Entlastungsphase, die ebenfalls vier Minuten andauert. Hier wählst du ein Tempo aus, bei dem du leicht schneller läufst, als wie beim Warmlaufen. Diese Phasen wiederholst du jeweils zwei Mal, sodass du auf 16 Minuten Laufzeit kommst. Anschließend folgt das Auslaufen, welches nach der letzten Entlastungsphase folgt. Hier kannst du dich ganz locker auslaufen.

HIIT auf dem Fahrradergometer

Falls du viel lieber auf einem Fahrradergometer sitzen möchtest, dann gibt es auch hierfür eine ganz passable Alternative. Diese Vorgehensweise schont mehr die Gelenke als das Laufen. Auch bei dieser Ausführung solltest du dich für fünf Minuten aufwärmen. Dann kann es auch wieder direkt losgehen. Trete für maximal 30 Sekunden so schnell du kannst in die Pedale. Dann folgt eine ein minütige Entlastungsphase wo du locker treten kannst. Wiederhole diese Phasen jeweils 15 Mal. Nach Beendung der letzten Entlastungsphase folgt wieder ein lockeres auslaufen bzw. treten. Du merkst wahrscheinlich schnell, dass die Phasen hier deutlich kürzer sind als beim Laufen auf dem Laufband. Beim Laufband würde es zu lange dauern die Geschwindigkeit zu erhöhen bzw. wieder zu drosseln. Beim Fahrrad bzw. Ergometer muss das nicht sein. Theoretisch wäre es nämlich auch möglich das HIIT System auf dem Laufband mit kürzeren Pausen anzuwenden.

HIIT am Berg

Für diejenigen unter euch, die lieber an der frischen Luft laufen möchten, gibt es auch eine ideale Möglichkeit HIIT einzusetzen. Du trainierst beim Bergauf nicht nur das Herz-Kreislaufsystem, sondern auch Ihre Beinkraft. Suche dir einem steilen Berg aus, wo du 50 Meter Platz zum sprinten hast. Wärme dich für 15 Minuten auf, indem du bei einem moderaten Tempo joggen gehst. Anschließend renne so schnell du kannst den Berg hoch. Gehe am besten nur mit einem flotten Schritttempo bergab, damit das Risiko sinkt, dass du fällst. Wiederhole den Bergauf 20 Mal.

4.4 Der richtige Schlaf

Schlafen ist schon eine tolle Sache: von einen auf den anderen Moment verlieren wir das aktive Bewusstsein und stehen Stunden später wieder auf und fühlen uns im besten Fall wie neugeboren und sind bereit ein Tag lang Vollgas zu geben! Wenn wir aber ehrlich sind sieht die Realität bei vielen von und ganz anders aus: Der Wecker klingelt mindestens zehnmal und wir fühlen uns als hätte uns ein LKW überfahren. Ein solcher Zustand ist nicht nur nicht erstrebenswert, sondern auch schlicht und einfach nicht gesund für uns! Das wirkt sich mit der Zeit natürlich auch negativ auf unseren Testosteronspiegel aus.

In der Regel benötigen wir 15 bis 20 Minuten zum einschlafen. Doch sowohl das Gehirn, als auch unser Organismus schalten im Schlafzustand nicht komplett ab. Es gibt sogar einige Hirnareale, die im Schlaf aktiver sind als im Wachzustand! Während wir schlafen geschieht folgendes:

- Wachstumshormone für die Regeneration von Muskeln und Knochen werden gebildet.

- Zellen regenerieren sich.
- Antikörper werden gebildet und das Immunsystem gestärkt.
- Das erlebte wird über Nacht verarbeitet und gefestigt. Neuronen verbinden sich in der Nacht einfacher.
- Unnötige Informationen werden gelöscht und neuronale Verbindungen getrennt.
- Und vieles mehr. Dies sollte jedoch für einen kurzen Einblick genügen.

Zusammenfassend lässt sich sagen, dass wir Schlaf deshalb benötigen, um sowohl psychisch als auch physisch voll auf der Höhe zu sein. Erst durch den erholsamen Schlaf können wir uns so richtig lebendig und stark fühlen. Über 80% der Menschen laufen mit müden, trägen und lustlosen Gesichtern durch die Gegend und verhalten sich auch dementsprechend. Halte dir diesen Fakt vor Augen, denn guter Schlaf ist ein sehr wichtiges Mittel um in jedem Lebensbereich leistungsstark zu sein. Wir können sogar sagen, dass ein erholsamer Schlaf essentiell ist, für ein gesundes, kraftvolles und erfülltes Leben. Soweit so gut, doch was hat das Schlafen direkt mit **Testosteron** zu tun? Eine ganze Menge!

Wenn wir uns in der Tiefschlafphase befinden, dann sendet unser Gehirn ein Signal an die Hoden, die dann mit der Produktion von Testosteron beginnen. Der Körper rüstet sich so für den kommen auf. Das bedeutet also, je weniger du schläfst, desto weniger Testosteron wirst du auch produzieren. Studien konnten belegen, dass Männer, die acht Stunden geschlafen haben mehr Testosteron im Blut hatten, als Männer mit nur vier Stunden Schlaf zu recht kommen mussten. Männer mit nur vier Stunden Schlaf wiesen bis zu 60% weniger Testosteron auf, als Männer die 8 Stunden geschlafen haben. Falls du aufgrund aktueller Lebensumstände nicht in der Lage bist, länger als vier bis fünf Stunden zu schlafen, dann kannst du auch im Laufe des Tages „Powernaps" halten. Ein Powernap ist eine Art „Nickerchen ", der nicht länger als 20 Minuten dauert, aber dafür sehr effektiv ist. Powernaps können die Konzentration um bis zu 30% steigern.

Neben dem langen Schlaf ist auch wichtig, dass du vor Allem einen tiefen und erholsamen Schlaf hast. Daher möchte ich Dir einige Tipps geben, mit denen du nicht nur besser einschlafen kannst, sondern dich auch noch optimal erholen kannst.

1. Schlafe in einem komplett abgedunkeltem Raum. Das Einschlafhormon Melatonin wird nur dann ausgeschüttet, wenn er das Signal bekommt, dass es jetzt „Schlafenszeit“ ist. Der Trigger hierfür ist die Dunkelheit. Falls du eher bis spät in die Nacht wach bleiben willst, dann kannst du auch eine Schlafbrille benutzen, um den selben Effekt zu erzielen.
2. Schalte immer eine Stunde vor dem Schlafen gehen alle elektronischen Geräte im Zimmer aus. Vor allem LED-Bildschirme sollten vor dem Schlafengehen vermieden werden. Diese strahlen nämlich Blaulicht aus, welches wiederum dem Gehirn das Signal gibt, dass es noch Tag sei und gar nicht das Melatonin auszuschütten braucht.
3. Gehe am Abend immer zur selben Uhrzeit, sofern es dir möglich ist, schlafen. Die meisten Menschen haben einen Rhythmus, welcher von Montag bis Freitag reicht bei dem sie morgens zwischen 5 und 6 Uhr aufstehen müssen. Am Wochenende holen sie ihren Schlaf nach und bleiben auch die Nächte etwas länger wach. Einen guten Schlafrhythmus erhältst du vor Allem dann, wenn du zu einer

Gewohnheit machen. Gehe daher immer um dieselbe Uhrzeit schlafen.

4. Vor dem Schlafengehen solltest du keine koffeinhaltigen oder alkoholischen Getränke konsumieren. Koffein gilt nicht umsonst als Wachmacher. Optimal wäre es, wenn du fünf bis sieben Stunden vor dem Schlafen kein Koffein zu sich genommen hast. Koffein hat nämlich eine Halbwertszeit von sechs Stunden. Ebenfalls solltest du deinen Wasserkonsum kurz vor dem Einschlafen einschränken. Es ist überhaupt nicht hilfreich, wenn du große Mengen an Wasser trinkst, da du dann wahrscheinlich spätestens nachts wieder aufstehen musst um zur Toilette zu gehen. Größere Mengen Wasser zu trinken macht übrigens eher am morgen direkt nach dem aufstehen Sinn. Das reinigt nicht nur den Körper von innen sondern macht auch noch gleichzeitig wach.
5. Mache dir keinen Stress beim Einschlafen. Wenn du schlaflos im Bett liegst und dich darüber ärgerst, dass du nicht einschlafen kannst, so wie es die meisten Mitmenschen machen, dann setzt du dich selbst zum einem unter großen Druck und verspüren zudem auch noch einen gewissen Stress.

Dieser Stress wiederum hindert dich dabei einzuschlafen.

6. Schlafe in einem abgekühltem Raum, damit deine Hoden kühl bleiben und besser arbeiten können.
7. Konsumieren Sie vor dem Schlafen einfache Kohlenhydrate. Sie werden kurz nach dem Verzehr zwar einen Energieschub erleben, doch dieser flacht nach kurzer Zeit ab und du wirst dich schläfrig fühlen. Alternativ kannst du auch Kohlenhydrate in Kombination mit Fetten essen. Diese Kombination schüttet das Hormon Serotonin aus, das uns schläfrig und glücklich macht. Eine mögliche Mahlzeit wären z.B. Nudeln mit Pesto.

Wenn du alles ausprobiert hast, doch es immer noch ab und an Tage gibt wo es einfach nicht klappen will, weil du nicht zu müde genug, zu nervös, zu gestresst oder sonst was bist, dann gibt es noch eine Notlösung für dich. Das Nahrungsergänzungsmittel GABA (Gamma Amino-Butter-Säure) ist ein natürliches Nahrungsergänzungsmittel, dass beim einschlafen helfen kann. Ich benutze dieses Supplement nur in Ausnahmesituationen weil sonst sehr schnell ein Gewöhnungseffekt eintritt.

4.5 Die richtigen Nahrungsergänzungsmittel

Supplement ist der englische Begriff für Nahrungsergänzungsmittel. Es gibt derzeit zahlreiche Supplements auf dem Markt, die versprechen den Testosteronwert zu erhöhen. Doch halten tun die meisten ihr versprechen leider nicht. Ich werde Dir jetzt einige vermeintliche „Testosteron-Booster“ und tatsächlich nützliche Alternativen vorstellen, damit du nicht den selber Fehler wie ich machen musst und dein Geld für unnütze Nahrungsergänzungsmittel ausgibst.

4.5.1 Supplement Scams

Wenn die Nahrungsergänzungsmittelindustrie in einer Sache richtig gut ist, dann ist es auf jeden fall das Marketing! Nun stelle ich dir im Folgenden Produkte vor die massiv als Testosteron steigernd beworben werden aber keine wissenschaftliche Evidenz besitzen. Die Wirkung folgender Produkte ist also nicht wissenschaftlich belegbar.

<u>Trbilus terrestris</u>

Trbilus terrestris ist eine ist eine ist eine Pflanzenart deren Name sich, zugegeben schon ziemlich potent anhört. Es konnte auch bestätigt werden, dass Trbilus terrestris beim Mann erektionsfördernd wirkt. Bei schwerwiegenden Störungen im Genitalbereich hilft die Pflanzenart allerdings nicht. Und auch bei der Untersuchung auf den Effekt auf den Testosteronspiegel konnten keine Erkenntnisse gewonnen werden.

Verbesserungen der Hormonwerte wurden somit nicht verzeichnet. In einer Studie wurden Rugby Spieler untersucht, die fünf Wochen lang Trbilus terrestris verabreicht bekamen und weder erhöhte Testosteronwerte aufwiesen, noch Ihre Muskelkraft oder Muskelmasse steigern konnten. Lediglich die erektionsfördernde Wirksamkeit konnte bestätigt werden.

Maca

Maca ist eine Knolle, die unter anderem auch als sogeanntes Superfood bezeichnet wird. Das die Pflanze gesundheitlich sehr viele Vorteile aufzuweisen hat möchte ich hier auch gar nicht abstreiten. Jedoch hat sie keinen Einfluss auf den Testosteronwert. Doch eins nach dem Anderen. Genau wie Trbilus terrestris wirkt Maca Lust fördernd.

Bei einer Studie konnte bewiesen werden, dass Probanden, die 1,5g Maca für einen Zeitraum von acht Wochen einnahmen, deutlich mehr Lust auf Sex hatten, als die Kontrollgruppe, die nur ein Placebo bekam. Dabei wurde allerdings auch festgestellt, dass Maca keinen Einfluss auf den Testosteronspiegel oder den Östrogenspiegel hat. Viele Leute verwechseln daher die Libidosteigerung mit einem angestiegenen Testosteronwert. Doch hier besteht kein direkter Zusammenhang.

D Asparaginsäure

D Asparaginsäure ist eine Aminosäure, die nachweislich den Testosteronspiegel erhöht.... allerdings nur lediglich für zehn Tage! Nach diesen zehn Tagen gewöhnt sich der Körper an die Säure und hat keinen nennenswerten Einfluss mehr auf die Testosteronproduktion. Der Testosteronspiegel flacht also wieder ab. Wer einen kleinen kurzzeitigen Testosteron Schub anstrebt, der kann mit dieser Aminosäure arbeiten. Wer jedoch langfristig seinen Testosteronwert steigern möchte, der ist mit dieser Aminosäure nicht so gut beraten.

4.5.2 Was wirklich wirkt

Kommen wir nun zu den Supplements, die nachgewiesenermaßen einen signifikanten Effekt auf den Testosteronwert haben.

Vitamin D

Vitamin D, auch das Sonnen Vitamin genannt, wird von unserem Körper benötigt und ist das einzige Vitamin, welches unser Körper selbst bilden kann, nämlich mithilfe von Sonnenstrahlen. Vitamin D wird nur durch zu einem sehr geringen Teil durch die Ernährung aufgenommen. Und hier genau liegt das Problem. 82% der deutschen Männer und 91% der deutschen Frauen haben zu wenig Vitamin D.

Männer, die zuvor einen niedrigen Testosteronwert

vorgewiesen haben, hatten nach der Einnahme von Vitamin D Präparaten einen nachweislich höheren Testosteronlevel. Vitamin D ist daher sehr nützlich und im Vergleich zu anderen Supplements günstig. Die empfohlene Menge an Vitamin D sollte zwischen 2000 bis 3000 IE pro Tag liegen. Vitamin D ist fettlöslich und sollte daher mit einer Mahlzeit verzehrt werden, die ebenfalls Fette enthält. Dies fördert die Aufnahme und Verarbeitung im Körper.

Zink

Zinkt ist ein essentieller Mineralstoff, der nur in geringen Mengen im Körper enthalten ist und auch nicht von diesem hergestellt wird. Viele Prozesse im Körper laufen mithilfe des Zinks optimal. Zink reguliert und beschleunigt den Stoffwechsel. Es stärkt das Immunsystem, verbessert das Hautbild und hilft gegen Haarausfall. Außerdem wirkt es unterstützend beim entgiften des Körpers.

Die Einnahme von Zink kann das Testosteron im Körper steigern, wenn ein Mangel an Zink vorherrscht. Falls Sie bereits ideale Zinkwerte vorweisen sollten, dann werden zusätzliche Präparate keinen Effekt auf Sie haben. Hohe Zink-Dosierungen könnten sogar dazu führen, dass Leber- oder Nierenschäden auftreten können. Die empfohlene Tagesdosis an Zink liegt bei erwachsenen Männern bei 10mg/Tag und bei erwachsenen Frauen bei 7mg/Tag.

Wenn Sie regelmäßig Sport treiben, dann kann auch darüber diskutiert werden, ob auch 25mg/Tag eingenommen werden können, weil Sie beim Schwitzen Zink verlieren. Nichtsdestotrotz sollten Sie vor der Einnahme von Zink einen Arzt konsultieren, um sich bescheinigen zu lassen, wie viel Zink Sie denn tatsächlich brauchen.

Magnesium

Auch Magnesium ist ein essentieller Mineralstoff, welcher der Körper nicht selbst produzieren kann und durch die Ernährung aufgenommen werden muss. Magnesium ist an vielen Prozessen im Körper beteiligt. So unter anderem auch für die Funktion von Muskeln und Nerven, aber auch bei der Knochendichte und beim Knochenerhalt spielt sie eine wichtige Rolle.

Genau wie beim Zink, macht das Einnehmen von Magnesium Präparaten nur dann Sinn, wenn ein Mangel an diesem Mineralstoff liegt. Ansonsten hat es keinen Nennenswerten Effekt auf das Testosteron im Körper. Magnesium wird vom Körper ausgeschwitzt und für Sportler ist ein Magnesium Präparat eine sinnvolle Ergänzung. Die tägliche Dosis von Magnesium sollte zwischen 200 bis 400mg/Tag liegen. Magnesium kann auch auf leerem Magen eingenommen werden. Da Magnesium eine beruhigende Wirkung auf das zentrale Nervensystem hat und die Gefäße im Körper weiten kann empfehle ich eine Einnahme am Abend vor dem schlafe gehen.

Kreatin

Kreatin ist eine körpereigene Säure, die vermehrt in den Muskelzellen vorkommt. Im Körper wird sie in der Leber, in den Nieren und in der Bauchspeicheldrüse produziert. Kreatin unterstützt den Energiestoffwechsel in der Zelle und kann die ATP-Vorräte schneller und besser regenerieren, als Zucker oder Fettsäuren. Kreatin gehört zu den meist Untersuchtesten

Supplements überhaupt. Daher wurde auch von vielen Studien bestätigt, dass die Einnahme von Kreatin den Testosteronspiegel leicht ansteigen lassen kann.

Bei jungen Männern im Alter von 18 bis 35 steigt bei der Einnahme der Testosteronspiegel auf 20 bis 25 Prozent. Eine tägliche zufuhr von 5g Kreatin Monohydrat (die reinste und günstigste Form von Kreatin) kann ohne Bedenken eingenommen werden. Es gibt viele teure Kreatin Alternativen, diese sind laut Studien jedoch nicht effektiver und haben keinen Einfluss auf das Testosteron. Ich empfehle das in Deutschland hergestellte Creapure. Es ist besonders gut verträglich.

BCAA

Bei BCAA handelt es sich um die drei essentiellen Aminosäuren Leucin, Isoleucin und Valin. Diese drei Aminosäuren können nicht vom Körper selbst hergestellt werden und müssen daher über die Nahrung aufgenommen werden. Während einer physischen Belastung kommt es zum Abbau von Muskelgewebe, die aus Aminosäuren besteht. Durch eine Zufuhr von BCAA wird dieses Muskelgewebe geschützt. In einer Studie aus dem Jahr 2010 fanden Forscher heraus, dass Probanden die trainieren gingen und BCAA einnahmen, signifikant höhere Testosteronwerte aufwiesen. Da es zu diesem Thema allerdings nur sehr wenig Informationen zu finden sind empfehle ich BCAA nur als i-Tüpfelchen. Es ist absolut kein Muss.

4.6 Schluss mit den Pornos!

Mittlerweile weiß man, dass sich regelmäßiger Pornokonsum schädlich auf die Erektion auswirken kann. Immer mehr junge Menschen klagen, dass ihre Libido des Öfteren streikt und sie kein Lustempfinden verspüren. Doch der Schaden ist viel größer als erwartet. Eine Studie aus dem Jahr 2014 beleget, dass häufiger Pornokonsum das Belohnungszentrum im Gehirn abstumpfen lässt.

Vereinfacht gesagt bedeutet das, je mehr Pornos konsumiert werden, desto mehr wird das Belohnungszentrum in unserem Gehirn abgestumpft. Folgende Schäden können dadurch entstehen: langfristig schlechte Laune, schlechtere Entscheidungsfindung, Beeinträchtigung der Impulsreaktion, weniger Nervenbindungen im Gehirn und...zu guter Letzt schlechtere Testosteronwerte!

Fälschlicherweise nahm man früher an, dass das Schauen von Pornos den Testosteronwert erhöht. Diese Annahme basierte auf einer Studie, die herausfand, dass Probanden während des Schauens von Sexfilmen bis zu 35% höhere Testosteronwerte aufwiesen als normal. Das ist soweit auch korrekt, wenn man sich aber die Langzeitfolgen anschaut, so hat der Pornokonsum langfristig gesehen einen durchaus negativen Einfluss auf den Testosteronwert. Das kann mehrere Gründe haben.

Der Einfluss vom Masturbieren auf das Testosteron wurde schon länger erforscht. In einer chinesischen Studie wurde z.B. untersucht, wie sich der Testosteronwert von Männern verändert, wenn diese eine Woche auf die Mastrubation verzichteten. Besagte Teilnehmer wiesen am siebten Tag einen durchschnittlich 150% höheren Testosteronwert auf. Vereinzelnd kamen einige Teilnehmer sogar auf bis zu 200%. Eine andere Studie die in Deutschland durchgeführt wurde, befasste sich mit der Frage, welche Testosteronwerte Männer aufweisen, die drei Wochenlang nicht Masturbiert haben.

Am Ende der dritten Woche wiesen die Teilnehmer eine durchschnittliche Erhöhung von 120% vor. Durch das beenden des Pornokonsum und dem ständigen Masturbieren konnte der Körper mehr Testosteron produzieren. Natürlich muss man auch noch

Eingrenzen ob es nicht auch noch andere Faktoren dafür gab, dass die Testosteronwerte gestiegen sind. Dadurch das die Männer nun keine Pornos mehr konsumiert haben war natürlich auch mehr Zeit für andere Aktivitäten, die den Testosteronwert steigen lassen können. Wie z.B. Sport.

In Forscherkreisen wird auch gemutmaßt, dass das Hormon Prolaktin für einen niedrigeren Testosteronwert verantwortlich sein könnte. Prolaktin sorgt dafür, dass man nach dem Orgasmus keine Lust mehr auf sexuelle Aktivitäten hat. Da Prolaktin ein weibliches Sexualhormon ist, geht man davon aus, dass es den Testosteronwert senkt.

Vom einen zum anderen Tag den Pornokonsum komplett sein zu lassen, kann für den ein oder anderen Leser sehr schwierig sein. Daher möchte ich Ihnen eine kurze Anleitung mit auf dem Weg geben, wie Sie dieses Problem langfristig beheben können.

Zunächst musst du erkennen, welche Symptome bei dir überhaupt auftreten, um den Schweregrad einer eventuellen Sucht nachzugehen. Wie schätzt du dich selber ein? Dann gehst du einen Schritt weiter und führst dir vor Augen, welche Konsequenzen das ständige Porno schauen für dich nach sich ziehen kann.

Unter anderem geringes Interesse am, (falls vorhanden) eigenem Partner und damit verbunden eine schlechte Beziehung oder der aber auch die Unfähigkeit des Erregt sein, in einem pornofreien Umfeld.

Gehe jetzt der Frage nach, welche Auslöser dafür verantwortlich sind, dass du häufiger masturbierst und Pornos schaust.

Wenn du einmal den Auslöser kennst, kannst du diesen einfach umgehen und stattdessen eine andere Routine in dein Leben einbauen. Wenn du beispielsweise das nächste Mal nackte Haut siehst und dann das Gefühl empfindest Pornos anschauen zu müssen, dann solltest du deine Aufmerksamkeit auf etwas Anderes richten, bis der Drang von selbst verschwindet.

Du kannst auch so vorgehen, dass du deinen

Pornokonsum immer weiter reduzieren tust. So gewöhnst du dich einfacher an das Fehlen solcher Filmchen und der Übergang geschieht ohne Probleme. Denn ein „kalter Entzug“ sorgt häufig für schnelle Rückfälle. Die beste Strategie um mit dem häufigen Masturbieren aufzuhören ist jedoch, deine Konzentration auf eine neue Sache oder neues Hobby zu fokussieren. Suche nach neuen Gewohnheiten, Hobbys oder einer Leidenschaft, mit der du so viel Zeit verbringen kannst, dass du gar nicht mehr an das Masturbieren denken kannst. Das hört sich zugegebenermaßen immer leichter an als es eigentlich ist. Du solltest aber wie folgt denken: Wenn du dich kaum noch in den eigenen 4 Wänden aufhältst, dann hast du auch kaum noch die Gelegenheit Pornos zu konsumieren.

5. Schlusswort

Wir sind nun am Ende dieses Buches angekommen. Ich bedanke mich zunächst für das Lesen dieses Buches und möchte dir noch einige gut gemeinte Ratschläge mit auf dem Weg geben. Die körperliche Gesundheit ist sehr wichtig und Testosteron ist eines der wichtigsten Hormone für die männliche und auch weibliche Gesundheit. Nur um dir noch einmal vor Augen zu führen, auf wie viele Prozesse Testosteron einen Einfluss hat, hier noch Mal eine kleine Zusammenfassung der behandelten Themen:

- Reizbarkeit
- Schlafstörungen
- Antriebslosigkeit
- Zunahme des Bauchfetts
- Abnahme der Muskulatur
- Libidoverlust
- Erektionsstörungen
- Haarausfall
- Abnahme der Knochendichte
- Fehlende Motivation
- Bluthochdruck

- Depressive Stimmung

Um den Testosteronspiegel natürlich zu erhöhen, sollten Sie folgende Punkte umsetzen:

- Überschüssiges Bauchfett verlieren
- Zink einführen
- Vitamin D einnehmen
- Negativen Stress vermeiden, um Cortisol zu verringern.
- Zucker und Weißmehlprodukte auf ein Mindestmaß reduzieren, da hohe Insulinwerte den Testosteronspiegel im Blut verringern
- Krafttraining mit hoher Intensität
- Etablierung einer gesunden und ausgewogenen Ernährung
- Eine gesunde Lebensweise mit genügend Schlaf

All die im Buch erwähnten Ratschläge und Empfehlungen sind sehr gut in die Praxis umzusetzen und finden Anwendung von vielen erfolgreichen Menschen. Falls du einen dieser Punkte nicht ausführen kannst, dann ist es auch nicht weiter tragisch, solange du den Großteil der anderen Punkte beachtest.

Bereits kleine Veränderungen im Alltag werden dafür sorgen, dass dein Testosteronspiegel steigt und auch langfristig oben bleiben wird. Bleibe Sie am Ball und lasse dich nicht von irgendwelchen Umständen im Leben entmutigen. Solange du beständig an deinem Ziel arbeitest wirst du es auch erreiche!

Ich bedanke mich noch einmal recht herzlich für das Lesen bis hierhin und wünsche Ihnen viel Erfolg bei Ihrem weiteren Vorhaben. Falls dir das Buch gefallen hat dann empfehle es gerne an einen Freund weiter dem damit geholfen wäre.

Rechtliches

Der Inhalt des Buches wurde mit großer Sorgfalt erstellt und überprüft. Dennoch kann für die Vollständigkeit, Richtigkeit sowie Aktualität keine Garantie übernommen werden. Der Inhalt des Buches dient nur zu Unterhaltungszwecken und spiegelt die Meinungen und Erfahrungen des Autors wieder. Es handelt sich hierbei deutlich um keine gesundheitliche Beratung. Bei auffälligen Symptomen sollten Sie in jedem Fall den Arzt aufsuchen und dessenA Anweisungen befolgen. Die Anwendung der in diesem Buch aufgeführten Informationen erfolgt ausschließlich auf eigenem Risiko. Druckfehler sowie Fehlinformationen können nicht vollständig ausgeschlossen werden.

Das Buch enthält Affiliate Links. Bei Verwendung dieser bekommt der Linkersteller (in diesem Fall der Autor) eine Provision bei einem Kauf/ einer Anmeldung über den Link. Für den Nutzer fallen keine zusätzlichen Kosten an.

Haftung für externe Links

Das Buch enthält Links zu externen Webseiten Dritter, auf deren Inhalt der Autor keinen Einfluss hat. Deshalb kann für die Inhalte externer Seiten keine Gewähr übernommen werden. Für die Inhalte der verlinkten Webseiten ist der jeweilige Anbieter oder Betreiber der Webseite verantwortlich. Die verlinkten Seiten wurden zum Zeitpunkt der Verlinkung auf mögliche Rechtsverstöße überprüft. Rechtswidrige Inhalte waren zum Zeitpunkt der Verlinkung nicht erkennbar. Eine permanente inhaltliche Kontrolle der verlinkten Webseiten ist jedoch ohne konkrete Anhaltspunkte einer Rechtsverletzung nicht zumutbar. Bei bekanntwerden von werden derartige Links umgehend entfernt.

Impressum

Finn Dubbels

Hofweg 86

22085 Hamburg

a.dubbels@web.de

Cover, Umschlaggestaltung, Illustration: Fiverr

Lektorat, Korrektorat: Finn Dubbels

weitere Mitwirkende: Ebu S.

Gedruckt von: Amazon Media EU S.à r.l., 5 Rue Plaetis, L-2338, Luxembourg via Create Space

11850707R00061

Printed in Great Britain
by Amazon